N° 29.

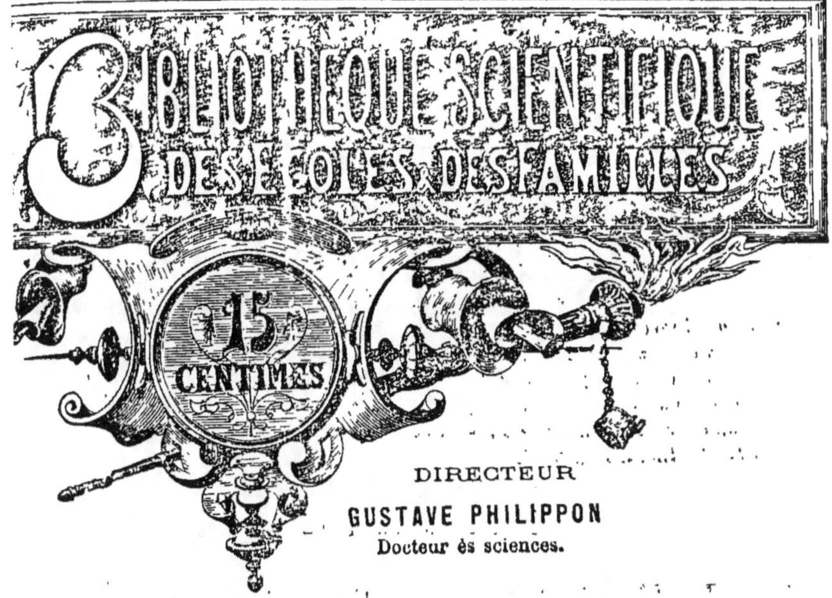

DIRECTEUR

GUSTAVE PHILIPPON
Docteur ès sciences.

L'ALIMENTATION THÉORIQUE

LA

CHIMIE DE LA TABLE

PAR

M. X. ROCQUES

Expert-chimiste. Ancien chimiste principal du Laboratoire municipal.

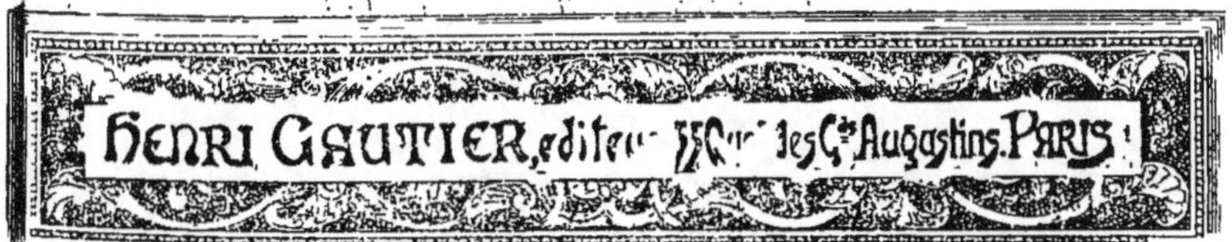

LA
CHIMIE DE LA TABLE

Par M. X. ROCQUES
Expert-chimiste,
Ancien chimiste principal du Laboratoire municipal.

La table est, pour les uns, une nécessité, pour les autres, un plaisir. Les premiers y consacrent le moins de temps possible et mangent distraitement en lisant ou en faisant leurs affaires. Les autres ne s'occupent que de la saveur des mets et du plaisir qu'éprouvent leurs sens lorsqu'ils dégustent de savantes préparations culinaires.

Les uns et les autres semblent peu se soucier du véritable but de l'alimentation.

Mais l'estomac de l'homme affairé comme celui du gourmet ne s'inquiète pas de l'apparence des mets; il ne s'occupe que de leur valeur réelle; il les dissèque, en extrait les parties utiles et rejette les autres.

Les aliments que nous absorbons sont le charbon de notre machine. Que diriez-vous d'un mécanicien qui ne saurait pas reconnaître la qualité du charbon qu'il emploie. C'est cependant le cas de presque nous tous. Notre corps est un mécanisme merveilleux que nous devons entretenir en activité et nous ignorons la façon dont nos aliments sont composés, l'action des divers principes alimentaires, etc.

Il est cependant hors de doute que la santé du corps dépend beaucoup de la nourriture qu'on lui donne : aussi y a-t-il grand intérêt à connaître les principes de l'alimentation que nous avons cherché à résumer ici.

« Dis-moi ce que tu manges, je te dirai ce que tu es. » Cet aphorisme si connu de Brillat-Savarin résume bien cette conciliation intime qui existe entre la nature de l'alimentation et le caractère, le travail, la manière d'être, en général, des hommes et des peuples. Les Français, les Anglais, les Allemands ont des caractères nettement tranchés, et leur manière de se nourrir est aussi bien particulière à chacun d'eux. Est-ce à dire que le Français qui adopterait le mode d'alimentation allemand ou anglais se transformerait au point de changer de nationalité? Assurément non, le changement ne serait pas si rapide, car les différences qui existent entre ces peuples ont des racines profondes. Mais intervertissez les aliments et les boissons de ces peuples et vous observerez dans leurs mœurs des changements considérables.

L'illustre auteur de la Gastronomie a montré quel rôle important avait joué la table dans l'histoire de l'humanité.

« On sait, dit-il, que chez les hommes encore voisins de l'état de nature, aucune affaire de quelque importance ne se traite qu'à table; c'est au milieu des festins que les sauvages décident la guerre ou font la paix; et, sans aller si loin, nous voyons que les villageois font toutes leurs affaires au cabaret.

« Cette observation n'a pas échappé à ceux qui ont souvent à traiter les plus grands intérêts; ils ont vu que l'homme repu n'était pas le même que l'homme à jeun; que la table établissait une espèce de lien entre celui qui traite et celui qui est traité; qu'elle rendait les convives plus aptes à recevoir certaines impressions, à se soumettre à de certaines influences; de là est née la gastronomie politique. Les repas sont devenus un gouvernement et le sort des peuples s'est décidé dans un banquet. Ceci n'est ni un paradoxe, ni une nouveauté, mais une simple observation de faits. Qu'on ouvre tous les historiens depuis Hérodote jusqu'à nos jours, et on verra que, sans même en excepter les conspirations, il ne s'est jamais passé un grand événement qui n'ait été conçu, préparé et ordonné dans les festins. »

LA MACHINE HUMAINE

Supposez une chambre bien close dont la température serait constante (admettons, par exemple, une température normale de 15 degrés centigrades), et qui serait traversée par un courant lent d'air pur, c'est-à-dire privé d'eau et de gaz acide carbonique.

Plaçons dans cette chambre un homme bien portant que nous aurons exactement pesé, et examinons ce qui se produit pendant les quelques heures qui vont suivre.

Nous constaterons d'abord que la température de la chambre augmente légèrement; elle s'élève de quelques degrés. Nous verrons aussi que l'air qui sort de la chambre n'est pas pur. Il est légèrement humide et, de plus, il contient une petite quantité de gaz acide carbonique. Nous reconnaîtrons la présence de ce gaz en faisant passer l'air dans une solution limpide d'eau de chaux; celle-ci se troublera par suite de la formation de carbonate de chaux blanc et insoluble dans l'eau.

Reprenons le poids de l'homme que nous avons soumis à cette expérience, et nous trouverons qu'il est plus faible que le poids initial.

Nous pourrons donc tirer, dès maintenant, cette conclusion que l'homme perd sans cesse de son poids; et qu'il dégage de l'acide carbonique, de l'eau et de la chaleur.

On ne pourrait pas prolonger pendant un temps illimité l'expérience dont nous venons d'enregistrer les conclusions, sans quoi l'homme dépérirait. Mais bien avant que son état ne soit devenu grave, il est averti par la nature prévoyante; il ressent alors deux sensations impérieuses : la soif et la faim, et il éprouve deux besoins indispensables : celui de boire et celui de manger.

Pour satisfaire ces besoins, pour maintenir le poids primitif du corps, pour lui permettre de continuer à dégager de la chaleur, de l'eau et de l'acide carbonique pendant un temps illimité, il est absolument nécessaire de fournir au corps humain trois choses :

De l'air suffisamment pur.

De l'eau (sous forme de boissons).

Des aliments.

Une partie des aliments qui entrent ainsi dans le corps ne fait que traverser le canal alimentaire et en sort sous forme d'excréments. L'autre partie, la seule utilisée, s'incorpore à la substance du corps et en maintient le poids.

Cette substance incorporée quitte ensuite le corps sous la forme d'eau, d'acide carbonique, d'urée et de sels.

Ces produits, que l'on nomme des excrétions, contiennent beaucoup plus d'oxygène que n'en contenaient les aliments et les boissons ingérés. Cela tient à ce que l'homme absorbe l'oxygène dans l'air.

En résumé, l'homme oxyde incessamment sa matière et perd du poids, et il répare périodiquement ces pertes par ce qu'il absorbe.

Prenez l'homme bien portant et laissez-le dans l'inaction pendant un temps donné; il dégagera une certaine quantité de chaleur, d'eau et d'acide carbonique, et perdra un certain poids.

Faites maintenant accomplir un travail manuel au même homme, et pendant le même temps, il dégagera une plus grande quantité de chaleur, d'eau et d'acide carbonique, et perdra un poids plus considérable.

L'excès de chaleur, d'eau et d'acide carbonique dégagés, ainsi que l'excès de poids perdu ont pour origine le travail produit par l'homme.

Dans le premier cas, pour ramener son poids à ce qu'il était auparavant, il faudra une certaine quantité d'aliments. Dans le second cas, il faudra cette même quantité plus un supplément nécessaire pour réparer la perte de poids occasionnée par le travail.

Cela est tout à fait comparable à la machine à vapeur. Pour la maintenir juste en pression, il faut mettre dans le foyer de la chaudière une certaine quantité de charbon, mais pour faire produire à la machine un travail, il faut augmenter cette quantité de charbon et cela dans la proportion du travail à produire.

On pourrait pousser assez loin cette comparaison de l'homme à la machine à vapeur. Les aliments sont comme le charbon, qui brûle sur la grille de la chaudière, les excréments en sont les scories; l'air pénètre sans cesse dans nos bouches et entretient notre combustion intérieure, de même qu'il pénètre sans cesse au-dessous du foyer pour entretenir sa combustion; les gaz que nous exhalons pendant la respiration sont analogues à ceux que la cheminée de la machine envoie dans l'air; la faim et la soif sont le niveau d'eau et le manomètre de la chaudière ; l'un et l'autre en indiquent les besoins et l'état intérieur.

Ces faits furent pour la première fois mis en lumière par Lavoisier qui, dans son mémoire sur la respiration (1777), montra que celle-ci n'était autre chose qu'une combustion lente.

« En parlant des connaissances acquises, dit-il, et en nous réduisant à des idées simples, que chacun puisse facilement saisir, nous dirons d'abord en général que la respiration n'est qu'une combustion lente de carbone et d'hydrogène, qui est semblable en tout à celle qui s'opère dans une lampe ou dans une bougie allumée ; et que, sous ce rapport, les animaux qui respirent sont de véritables corps combustibles qui brûlent et se consument. »

Nous pouvons poursuivre la comparaison de la machine humaine et de la machine à vapeur et chercher à traduire le travail de l'une et de l'autre par des chiffres. Il va sans dire qu'il ne faut pas prendre ceux-ci comme ayant une valeur absolue ; ils doivent simplement servir, suivant nous, à fixer les idées du lecteur.

Comme dans ces comparaisons numériques il est question de calories et de kilogrammètres, il nous paraît utile de débuter par quelques explications sur le sens de ces deux expressions.

La calorie est l'unité de chaleur qui est nécessaire pour élever de 1° (porter de 0° à 1°, par exemple,) un kilogramme d'eau.

Le kilogrammètre est l'unité de travail. C'est la quantité de travail effectuée pour élever un poids de 1 kilogramme à 1 mètre de hauteur.

La chaleur peut servir à produire du travail, et réciproquement le travail peut servir à produire de la chaleur.

C'est ainsi que, par exemple, dans la machine à vapeur, nous voyons le charbon qui brûle sous la chaudière produire de la chaleur qui, par l'intermédiaire de la vapeur produite, vient mettre en mouvement le piston du cylindre : transformation de la chaleur en travail.

Comme autre exemple, citons l'expérience classique qui consiste à frotter vivement l'un contre l'autre deux morceaux de bois bien sec qui s'échauffent et finissent par s'enflammer : transformation de travail en chaleur.

La chaleur et le travail se produisant mutuellement l'un l'autre, les savants sont parvenus à déterminer quelle était la relation numérique qui présidait à la transformation. A la suite des expériences de R. Mayer et de Joule, on a fixé exactement ce que l'on a appelé l'équivalent mécanique de la chaleur. Cet équivalent est égal à 425, ce qui veut dire qu'une calorie donne par sa transformation un travail égal à 425 kilogrammètres.

Ces quelques principes étant connus et admis, appliquons-les dans le cas particulier qui nous occupe.

Un homme adulte et bien portant produit chaque jour, par la combustion de ses aliments, une quantité de chaleur égale en moyenne à 2,500 calories, c'est-à-dire qu'avec la chaleur qu'il produit il pourrait porter 25 kilogrammes d'eau de la température de 0° à la température de 100°. Si ces 2,500 calories se transformaient intégralement en travail, elles produiraient (2,500 × 425) 1,062,500 kilogrammètres. Mais l'utilisation de ces calories est complexe ; elles servent à entretenir la chaleur du corps humain ; il s'en perd une partie dans l'air expiré, dans la sueur, etc. ; enfin la fraction qui se transforme en travail sert à faire fonctionner les organes du corps et actionne les muscles dans le travail manuel de l'homme.

Le tableau suivant donne une idée approximative de l'emploi journalier des 2,500 calories.

Utilisation de la chaleur produite en 24 heures.

	Chaleur exprimée en calories. —	Travail correspondant exprimé en kilogrammètres. —
Entretien de la chaleur humaine et chaleur perdue par rayonnement...............	1.052	»
Chaleur employée pour l'évaporation journalière de 1ᵏᵍ,500 d'eau par la peau et les poumons........................	775	»
Perte de chaleur par l'air expiré, l'introduction des boissons et des aliments ..	126	»
Travail moyen dans une profession manouvrière........................	353	150.000
Travail du cœur......................	162	68.870
Travail des poumons..................	32	13.530
Total......	2.500	232.400

Ainsi, le travail journalier produit par un homme peut se chiffrer en moyenne par 232,400 kilogrammètres. Nous avons dit que si les 2,500 calories s'étaient complètement transformées en travail, elles auraient donné un peu plus d'un million de kilogrammètres. Le rendement de la machine humaine n'atteint pas tout à fait le quart du rendement théorique (Il est de 1/4.6 suivant les chiffres cités).

Ce rendement est bien plus parfait que celui de la machine à vapeur ; voyez plutôt les chiffres.

Pour faire marcher une machine à vapeur de la force d'un cheval-vapeur, il faut brûler en 24 heures une quantité de houille produisant en moyenne 252,000 calories. A cette quantité de chaleur correspondent en théorie 107,000,000 de kilogrammètres. Or, le travail produit en 24 heures par une machine d'un cheval-vapeur n'est que de 6,480,000 kilogrammètres. Il n'y a donc que le 1/16 environ de la chaleur qui soit utilisée à produire du travail.

En comparant ces résultats, nous pourrons dire que la machine humaine est quatre fois plus parfaite que la machine industrielle.

LES PRINCIPES ALIMENTAIRES

Il y a une variété presque infinie d'aliments, mais il n'y a qu'un très petit nombre de principes alimentaires qui entrent dans la composition de ceux-ci.

Certains aliments ne renferment qu'un principe alimentaire ; tels sont le sucre, l'huile, le sel ; d'autres en renferment plusieurs, le pain, la viande, par exemple.

On peut d'abord faire trois divisions principales, dans lesquelles viendront se ranger les principes constitutifs des aliments :

L'eau.

Les substances minérales.

Les substances organiques.

Ces trois ordres de substances sont absolument nécessaires à la nutrition et on les trouve réunis dans la plupart des aliments.

I. — L'*eau* est suffisamment connue de nos lecteurs pour que nous n'ayons pas besoin de la leur décrire plus longuement. Pour les chimistes, l'eau est un composé d'hydrogène et d'oxygène.

II. — Les *substances minérales* nécessaires à l'alimentation sont principalement :

Le *sel* ordinaire ou sel de cuisine dont le nom scientifique est *chlorure de sodium*, composé de chlore et de sodium.

Les *phosphates de chaux, de potasse, de soude.*

Les *sels de chaux* et de *magnésie* qui existent dans les eaux potables sous la forme de *bicarbonates.*

Le *fer.*

III. — Les substances organiques qui forment une part très importantes de nos aliments ne contiennent que quatre éléments chimiques : Le *carbone*, l'*hydrogène*, l'*oxygène*, et l'*azote* (Nous négligeons une petite quantité de soufre et de phosphore que contiennent quelques-unes de ces substances). Ces quatre éléments sont unis en proportions variables dans les diverses substances organiques. Toutes les substances organiques qui nous servent d'aliments contiennent du carbone, de l'hydrogène et de l'oxygène : un seul groupe contient, en plus, de l'azote.

On peut rapporter les principes alimentaires organiques à quatre types :

L'amidon, Le sucre, La graisse.	Principes ternaires c'est-à-dire formés de	Carbone, Hydrogène, Oxygène.
L'albumine	Principe quaternaire c'est-à-dire formé de	Carbone. Hydrogène. Oxygène. Azote.

L'amidon et le sucre présentent cette particularité de composition que la quantité d'hydrogène et d'oxygène qu'ils renferment est exactement dans les proportions de l'eau; d'où le nom d'*hydrates de carbone* donné à ces deux types de substances.

Voici la composition centésimale comparative des quatre types d'aliments organiques :

	Amidon.	Sucre de canne.	Graisse (margarine).	Albumine.
Carbone..............	44,45	42,11	76,85	55,30
Hydrogène..........	6,17	6,43	12,13	7,10
Oxygène	49,38	51,46	11,02	21,00
Azote	»	»	»	15,80
Soufre..............	»	»	»	1,80
Total.....	100,00	100,00	100,00	100,00

L'amidon existe à l'état presque pur dans le riz, il forme une partie très importante des céréales : blé, seigle, orge, etc; des légumes féculents, comme la pomme de terre; des fari-- neux : haricots, pois, etc. L'amidon se retrouve dans un grand nombre de substances végétales.

Le sucre est également un produit très répandu dans le règne végétal. Celui dont nous faisons généralement usage est extrait de la canne à sucre ou de la betterave. On trouve du sucre dans les fruits : raisins, figues, cerises, etc. ; dans les racines : carottes, etc.; dans un grand nombre de substances végétales. On rencontre également des substances sucrées dans les aliments d'origine animale ; il suffira de citer le lait, qui contient un sucre spécial : le sucre de lait.

Les matières grasses forment une classe nombreuse dans laquelle on distingue, suivant leur consistance, les graisses, les beurres et les huiles. Ces substances proviennent des végétaux (huiles végétales) et des animaux (graisses et beurre).

Les substances qui se rapportent au type de l'albumine, et qui sont par conséquent des combinaisons quaternaires contenant de l'azote offrent des variétés intéressantes appartenant aux règnes végétal et animal. Ces variétés sont :

Dans la série animale : l'albumine de l'œuf, la fibrine de la viande et la caséine du lait.

Dans la série végétale : le gluten du blé et des céréales, l'albumine végétale des sucs végétaux et la caséine végétale des graines légumineuses.

Ces substances ont sensiblement la même composition chimique, et, si elles présentent quelques différences dans leurs propriétés, elles n'en appartiennent pas moins à la même famille. Les principales différences que l'on observe dans leur composition sont relatives à la proportion des éléments existant en très faible proportion : le soufre et le phosphore.

Voici la composition comparative des principales de ces substances :

	Albumine de l'œuf.	Fibrine de la viande.	Caséine du lait.	Gluten du blé.
Carbone..........	54,30	52,60	53,42	52,77
Hydrogène.......	7,10	7,00	7,12	6,79
Oxygène.........	21,00	21,80	21,92	22,78
Azote	15,80	17,40	15,36	17,66
Soufre	1,80	1,20	1,11	»
Phosphore........	»	»	0,74	»
Total....	100.00	100,00	99,67	100,00

La composition chimique des divers principes nutritifs est complexe. Comme nous l'avons dit, ces principes se forment dans les plantes qui en tirent les éléments dans le sol, l'atmosphère et l'eau. Voici quelles sont les principales matières premières que la plante met en œuvre dans ce but. Nous avons joint au nom des substances leur formule chimique qui fait connaître leur constitution :

AIR

Azote.	Oxygène.	Acide carbon.	EAU
$\overline{Az}$	$\overline{O}$	$\overline{CO^2}$	$\overline{H^2O}$

SOL

	Acide phosphorique.	Acide azotique.	Ammoniaque.	
	$\overline{PhO^4H^3}$	$\overline{AzO^3H}$	$\overline{AzH^3}$	
Potasse.	Soude.	Chaux.	Magnésie.	Fer.
$\overline{KOH}$	$\overline{NaOH}$	$\overline{CaO}$	$\overline{MgO}$	$\overline{Fe}$

Avec ces substances dont la composition est simple, la plante produit les quatre types de matières nutritives organiques dont la composition est très complexe, ainsi que l'indiquent les formules chimiques de ces substances :

Amidon.....................	$C^6 H^{10}O^5$
Sucre de canne..., ...	$C^{12}H^{22}O^{11}$
Graisse (oléine).............	$C^{57}H^{104}O^6$
Albumine..................	$C^{60}H^{100}O^{20}Az^{16}$

Nous verrons quel est le rôle de ces diverses substances dans l'organisme humain.

Les [divers principes minéraux et organiques que nous venons de citer constituent en quelque sorte les éléments dont sont formés nos aliments.

Les proportions relatives dans lesquelles ces principes y sont contenus expliquent les différences essentielles que présentent nos différents aliments.

Pour fixer les idées du lecteur, nous donnons dans le tableau suivant la proportion centésimale des principes alimentaires contenus dans quelques-uns des aliments les plus répandus :

PRINCIPES ALIMENTAIRES	ALIMENTS.				
—	Pain. —	Viande de bœuf.	Lait. —	Beurre. —	Fromage de Brie.
Eau	34,00	77,50	86,70	12,00	51,87
Matières minérales	1,00	1,20	0,70	0,15	5,00
Matières organ. { Amidon	52,10	»	»	»	»
Sucre	8,00	»	4,00	»	»
Graisse	0,40	0,90	5,00	85,85	24,83
Albumine	9,50	20,40	3,60	2.00	18,30
	100,00	100,00	100,00	100,00	100,00

Aliments végétaux et animaux.

Régime végétarien.

Que les aliments proviennent des animaux ou des végétaux, ils renferment tous les mêmes principes alimentaires. Tous ces produits, quelle que soit leur origine, concourent donc de la même manière à l'entretien de notre corps. Cependant leur composition n'est pas identique. D'une manière générale, les aliments d'origine animale sont plus riches en substances azotées que les aliments végétaux, et ces derniers sont plus riches en aliments calorifiques.

On sait que les végétariens se nourrissent seulement de végétaux et excluent tout à fait les viandes de leurs tables. D'autres personnes, au contraire, et surtout dans les villes, font de la viande leur principale nourriture.

Un des principaux reproches que les végétariens font à la viande est que celle-ci renferme souvent des principes dangereux. Les viandes des animaux malades sont susceptibles de transmettre l'infection. De plus, une viande, même saine, devient dangereuse pour l'alimentation quand elle est corrompue. Tout cela est vrai, et c'est même pour cette raison que, dans tous les centres urbains, des services d'inspection sont chargés de vérifier attentivement la qualité des viandes mises en vente.

Mais les végétaux eux-mêmes peuvent offrir des dangers. N'y a-t-il pas de nombreux cas d'empoisonnement par les champignons; le seigle, cette utile céréale, ne devient-elle pas toxique lorsqu'elle est infectée par l'ergot; le maïs atteint du verdet détermine la pellagre, etc., etc.

Donc si les végétariens ont fait le procès de la viande, on pourrait prendre la contre-partie de leur raisonnement et faire le procès des légumes. Ici, comme dans beaucoup de cas, la sagesse et la vérité sont entre ces deux opinions intransigeantes. D'ailleurs, la dentition de l'homme, son appareil digestif indiquent bien que c'est un omnivore, capable de manger et de digérer des aliments d'une nature comme d'une autre.

« Les animaux, dit Brillat-Savarin, sont bornés dans leurs goûts : les uns ne vivent que de végétaux, d'autres ne mangent que de la chair, d'autres se nourrissent exclusivement de grains; aucun d'eux ne connaît les saveurs composées.

« L'homme, au contraire, est omnivore; tout ce qui est mangeable est soumis à son vaste appétit. »

FONCTIONS DES ALIMENTS

Nous savons quels sont les principes qui entrent dans la composition de nos aliments. Quelle est la fonction de chacun d'eux? Quel rôle jouent-ils dans notre nutrition, dans l'édification de notre corps, dans nos diverses manifestations vitales? Telles sont, maintenant, les questions que nous devons chercher à élucider.

Tout d'abord, on constate que les trois classes de matières alimentaires, l'eau, les substances minérales et les principes organiques, sont absolument nécessaires. On ne saurait éliminer une quelconque d'entre elles sans observer des troubles dans l'organisme et sans entraîner la mort à plus ou moins longue échéance.

C'est l'eau qui paraît être la substance dont on supporte

lc moins facilement la privation. La sensation de la soif est plus impérieuse que celle de la faim et, quand l'homme est privé de boissons pendant quelque temps, il endure des souffrances atroces. On conte le cas d'un criminel condamné à la peine capitale qui voulut se soustraire au supplice en se laissant mourir de faim; il refusa de prendre des aliments, mais il ne put supporter la soif et vécut pendant soixante jours.

Les sels minéraux et les principes organiques ne sont pas moins indispensables que l'eau; les chiens, auxquels on présente de la nourriture complètement privée de sel la refusent et se laissent périr d'inanition sans y toucher; d'un autre côté, l'eau et les sels ne sauraient entretenir la vie sans être associés aux principes nutritifs organiques.

C'est donc un ensemble bien équilibré des trois genres de substances qui est nécessaire pour que l'assimilation se fasse dans de bonnes conditions. Quel est le rôle de chacune d'elles?

Rôle de l'eau. — Notre corps contient près des trois quarts de son poids d'eau. Les muscles en contiennent 75 0/0, tous les organes sans aucune exception en renferment une plus ou moins grande quantité. Les $9^k,7$ de sang qui circulent dans un adulte[1] contiennent $7^k,3$ d'eau. On estime que la masse totale des liquides en mouvement de flux et de reflux par sécrétions et absorptions journalières est d'environ $13^k,6$. Suivant Bidder, $12^k,97$ de chyle et de lymphe sont versés chaque jour dans la circulation par le canal thoracique lui seul, ce qui représente déjà un cinquième du poids de l'homme adulte.

Nous absorbons chaque jour environ $2^k,500$ d'eau qui sont contenus dans nos boissons et nos aliments, et nous éliminons journellement $2^k,700$ d'eau par les voies suivantes :

Eau exhalée par la respiration............	500 grammes par jour.	
— transpiration cutanée..	1,000	—
Eau éliminée par les reins................	1,200	—
	2,700 grammes par jour.	

L'eau est chargée de trois grandes actions vitales (Gorup-

---

1. Ce chiffre est très contesté; la quantité de sang contenu dans un homme adulte est estimée à 6 kilogrammes et moins par certains physiologistes; et à 10 kilogrammes et plus par d'autres.

Bezanez); c'est elle qui dissout les aliments et les fait pénétrer dans l'organisme ; elle imbibe les tissus, leur donne leur souplesse, leur élasticité et leur perméabilité ; enfin, en s'évaporant plus ou moins rapidement, elle est le régulateur de la chaleur animale.

Rôle des aliments minéraux. — Les aliments minéraux forment sinon la part la plus considérable des aliments de notre corps, du moins une part très importante, Ils sont indispensables et jouent un rôle important dans la digestion, l'absorption, la sanguification, l'assimilation, la désintégration et les sécrétions.

Les plus importants d'entre eux sont le sel ordinaire, les phosphates et le fer.

Le sel se trouve à peu près dans tous les liquides organiques; il forme la moitié à peu près des sels qui sont contenus dans le sang; l'urine en contient 8 à 10 grammes par litre; la salive, le suc gastrique, etc. en renferment; les larmes sont salées, etc., etc. On admet qu'il y a à peu près 200 grammes de sel dans le corps d'un homme et, suivant le D^r Ed. Smith, un adulte doit en absorber de 5^{gr},5 à 19 grammes par jour. Le sel relève la saveur de nos aliments, il excite la sécrétion des liquides digestifs et favorise l'assimilation. Les mets trop fades répugnent, aussi les peuples sauvages qui ne peuvent se procurer le sel avec facilité l'échangent-ils avec joie contre des objets précieux. Chez les Gallas, sur la côte de Sierra-Léone, les frères vendent leurs sœurs, et les pères leurs enfants pour se procurer du sel. Dans le district d'Acra, sur la côte d'Or d'Afrique, une poignée de sel est le prix ordinaire d'un ou deux esclaves. Mungo-Park nous apprend que chez les Mandingues et les Bambaras le luxe et la richesse se mesurent par l'usage du sel, et qu'un cristal de sel gemme y est savouré avec délices.

Le bétail se jette avec avidité sur les fourrages qu'on a saupoudrés de sel et il délaisserait ceux qui en seraient totalement privés.

Les phosphates se retrouvent aussi dans presque tous les tissus. Le phosphate de chaux est l'élément dominant dans notre charpente osseuse. Les os renferment :

Composition des os (Berzélius).

Phosphate de chaux..................................	51,04
Carbonate de chaux.................................	11,30
Osséine (matière organique)........................	33,30
Sels divers..	4,36
	100,00

Le poids moyen du squelette étant de 5 à 6 kilogrammes, cela fait par conséquent 3 kilogrammes environ de phosphate de chaux. Ce sel existe également dans les cartilages, et, d'une manière générale, il sert à consolider les tissus. Dans le sang, dans les muscles, on trouve des phosphates alcalins; l'urine contient aussi des phosphates. Le cerveau contient des substances phosphorées spéciales : la lécithine, la cérébrine, etc.

Suivant le docteur Smith, un adulte doit absorber de 2 à 5 grammes d'acide phosphorique par jour; presque tous les aliments contiennent d'ailleurs des phosphates.

Le fer entre dans la constitutiou du sang; c'est lui qui donne à ce liquide et aux muscles leur couleur rouge; or, l'intensité de cette couleur est l'indice de la richesse du sang. La matière rouge étant le véhicule de l'oxygène à travers le corps joue un rôle important dans la production de la chaleur animale et dans l'activité des échanges.

Le sel contient de la soude, et les phosphates sont à bases d'alcalis divers : la potasse, la soude, la chaux, la magnésie, sont les bases principales qu'on trouve dans les aliments, dans les liquides et les organes du corps humain.

Suivant le docteur Ed. Smith, un adulte doit consommer par jour :

2 à 5 grammes d'acide phosphorique.
5,5 à 19 grammes de sel marin.
1,7 à 7 grammes de potasse.
5,2 à 11 grammes de soude.
0,15 à 0^{gr},4 de chaux.
0,15 à 0^{gr},19 de magnésie.

D'autres substances minérales entrent dans la composition de nos organes et de nos aliments; c'est ainsi qu'on trouve de la silice dans les poils, du fluor dans certains os, etc. Mais ces substances n'ont qu'un rôle accessoire, et les véritables aliments minéraux sont le sel, les phosphates et le fer.

ROLE DES ALIMENTS ORGANIQUES

Origine de la chaleur animale et de la force musculaire. — Les aliments organiques se divisent, comme nous l'avons dit, en deux groupes principaux : le premier comprend les substances dites ternaires — parce qu'elles renferment trois éléments : le carbone, l'hydrogène et l'oxygène — et dont les types sont l'amidon, le sucre et la graisse. Le second groupe est celui des substances quaternaires, — formées de quatre éléments : carbone, hydrogène, oxygène et azote — et qui contient les différentes matières désignées sous le nom d'albuminoïdes et dont le type est l'albumine de l'œuf.

L'expérience directe a montré que la présence simultanée dans les aliments de ces deux groupes de substances organiques était absolument nécessaire pour l'entretien de la vie. Magendie a nourri des chiens exclusivement avec du sucre, de l'huile, de la gomme et du beurre, — tous aliments ne renfermant que du carbone, de l'hydrogène et de l'oxygène, — et il a constaté que ces chiens mouraient au bout d'un mois environ. Dans d'autres expériences, on a nourri des animaux exclusivement avec de l'albumine et la mort a été également la conséquence de ce régime.

Puisque ces deux sortes de principes alimentaires sont nécessaires à la vie, c'est qu'ils remplissent chacun un rôle essentiel et différent.

L'albumine et ses congénères servent sans contredit à la formation des muscles et de la substance de la plupart des organes du corps. Cela ressort de la composition même des muscles qui sont formés presque uniquement d'eau et d'une albumine spéciale : la fibrine. L'usure de la substance musculaire est continue, elle se traduit extérieurement par le rejet de l'*Urée*. L'Urée est une substance quaternaire particulière qui se trouve dans l'urine et qui provient de la destruction de l'abumine dans le corps. Il faut donc absorber des substances albuminoïdes, — albumine, fibrine, caséine, gluten, etc., etc., — pour former les muscles et les réparer au fur et à mesure de leur usure.

Quel est le rôle des aliments ternaires — amidon, sucre, graisse ? Ils sont évidemment impropres à former des muscles puisqu'ils ne contiennent pas d'azote. Mais s'ils ne peuvent servir à construire la machine humaine, ils sont le charbon qui la fait marcher. Ce sont eux qui, en se consumant dans notre corps, développent la chaleur nécessaire à la production du travail et à l'entretien de la chaleur humaine.

Le rôle des aliments azotés et des aliments non azotés est donc bien différent; les premiers sont des aliments de construction et d'entretien ; les seconds, des aliments destinés à produire la chaleur.

Pour ces raisons, on a nommé les principes azotés des aliments plastiques, et les principes non azotés des aliments *calorifiques* ou *thermogènes*.

Cette théorie de l'alimentation n'a pas toujours été admise. Pendant longtemps on n'a guère attribué de valeur alimentaire qu'aux principes quaternaires azotés. L'illustre chimiste Liebig partageait cette manière de voir. Suivant lui, les aliments ternaires ne servaient qu'à entretenir la chaleur humaine et la force provenait de la transformation du tissu musculaire; c'étaient donc les matières azotées qui étaient par excellence les matières nutritives.

Le développement des sciences physiques et l'établissement de la théorie mécanique de la chaleur ont modifié ces idées théoriques. Puisqu'il était prouvé que la force avait sa source dans la chaleur dont elle n'était qu'une modification, il fallait bien reconnaître que les aliments calorifiques étaient une des sources principales, sinon la seule de la force musculaire.

J. R. Mayer, le fondateur de la théorie mécanique de la chaleur, a nettement défini ce phénomène, en disant : « Le muscle est l'instrument au moyen duquel se métamorphose la force; *mais il n'est pas la substance qui produit cette force.* »

En 1861 Moritz Troube affirmait que la force musculaire dérive de la combustion de la graisse et des substances hydrocarbonées et nullement de l'oxydation des tissus.

Smyth constatait dans des expériences que la quantité d'azote excrétée du corps et contenue dans l'urine n'augmentait pas avec l'exercice; ce n'était donc pas la combustion des albuminoïdes qui fournissait la force, mais bien celle des corps ternaires.

Deux savants allemands Fick et Vislicenus ont confirmé

ces expériences de la manière suivante : Le 20 août 1866, ils ont entrepris l'ascension du Faulhorn. Le travail qu'ils avaient à effectuer pour accomplir cette ascension était facile à déterminer : il était égal au produit du poids de leur corps par la hauteur de la montagne soit 130,000 kilogrammètres environ. A ce travail extérieur, il faut joindre le travail intérieur — travail du cœur, des poumons, etc., que nous avons estimé précédemment à 82,000 kilogrammètres par 24 heures. Ces savants ont recueilli et analysé les urines émises pendant l'expérience. Ils ont ainsi constaté que — d'après la quantité d'azote excrétée sous forme d'urée — la proportion de matières albuminoïdes qui s'était transformée dans leur corps n'aurait produit qu'un travail correspondant à environ 75,000 kilogrammètres, c'est à dire bien inférieur à celui qui avait été réellement développé. Ce travail ne pouvait donc provenir en grande partie que de la combustion des aliments hydrocarbonés.

Dans de longues et minutieuses recherches faites par Grandeau et Leclerc sur l'alimentation des chevaux pour la production du travail, ces savants ont formulé les conclusions suivantes :

« Les substances protéïques — albuminoïdes ou quaternaires azotées — nous paraissent avoir pour rôle principal, d'entretenir dans son intégrité l'instrument de travail qui, chez l'animal, est le muscle ; elles réparent les pertes que celui-ci doit nécessairement subir par un excès plus ou moins prolongé, s'opposant ainsi à la destruction de la substance même du muscle pendant le travail...

« Mais la source de la force musculaire réside pour la plus grande part, sinon entièrement, dans la chaleur développée par la combustion des matières amylacées et grasses des aliments (carbone et hydrogène). »

Chaleur produite par les principes alimentaires. — On a déterminé quelle était la quantité de chaleur produite par la combustion d'un poids donné des différents aliments organiques.

Cette quantité de chaleur est toujours exactement semblable de quelque manière que la combustion se produise. Que l'huile, par exemple, brûle avec éclat et rapidité dans une de nos lampes, ou, qu'elle se consume lentement dans notre organisme, elle dégage dans les deux cas la même quantité de chaleur, en donnant la même proportion des mêmes produits.

Dans le tableau suivant, nous donnons la quantité de chaleur — exprimée en calories — fournie par la combustion d'un gramme des principes alimentaires. Nous indiquons également la quantité de force ou d'énergie — exprimée en kilogrammètres — correspondant à cette quantité de chaleur et produite par la transformation de celle-ci.

Principes alimentaires.		
1° Principes alimentaires ternaires ou *aliments calorifiques.*	Quantité de chaleur dégagée par la combustion de 1 gramme de ces substances.	Énergie dynamique correspondante (1 gramme de substance).
Amidon.....................	4 calories 376	1,859 kilogrammes.
Sucres { Sucre de canne.....	4 — 146	1,762 —
Glucose	3 — 939	1,676 —
Graisses { Oléine	9 — 862	4,191 —
Stéarine	9 — 696	4,210 —
2° Principes alimentaires quaternaires ou *aliments plastiques.*		
Albumine...................	4 calories 902	1,996 kilogrammes.

L'examen attentif des quelques chiffres de ce tableau ne manque pas d'intérêt : on y voit d'abord que ce sont les aliments gras qui produisent le plus de chaleur, et, par conséquent, le plus de force. A poids égaux, la graisse produit deux fois et demie plus de chaleur que le glucose et un quart plus de chaleur que l'amidon. 10 grammes de graisse produisent donc un effet équivalent à 25 grammes de glucose ou à 22^{gr},5 d'amidon.

Cette propriété des matières grasses explique pourquoi les habitants des pays froids les recherchent avec tant d'empressement. Pourquoi les Lapons et les Esquimaux se régalent-ils d'huile de phoque qui nous paraîtrait un aliment peu ragoûtant? C'est qu'ils sont obligés de réagir contre un froid excessif et que l'huile est un excellent combustible qui leur permet d'entretenir leur chaleur.

« L'appétit glouton du Kamtchadale et de l'Esquimau

peut étonner celui qui ne réfléchirait pas aux conditions différentes de la vie, sous des latitudes opposées ; mais ce qui
semblerait monstrueux dans le midi de la France ou en Italie
est très logique en Laponie.

« C'est de l'hygiène qu'il est vrai de dire : vérité en deçà
des Pyrénées, erreur au delà.

« Ainsi il faut à un Esquimau de l'île de Melville, dont les
abris sont des huttes de neige, 8 kilogrammes de viande crue
contenant un bon tiers de graisse à laquelle vient s'associer
une forte quantité d'huile de baleine congelée. Au contraire
une gousse d'ail et un morceau de pain suffisent souvent à
l'habitant du midi. » (Husson.)

C'est ainsi que les divers modes d'alimentation ne sont
dans presque tous les cas que des conséquences logiques des
conditions de la vie.

« Dans la zone froide et dans la zone tempérée, l'air qui,
sans cesse, cherche à consumer les corps, nous pousse au
travail qui nous procure le moyen de résister à cette action ;
dans les pays chauds, au contraire, l'activité de l'homme est
moindre, car le besoin de nourriture est loin d'y être aussi
urgent.

« Nos vêtements ne sont que des équivalents pour les aliments, car plus nous nous couvrons chaudement, plus nous
sentons diminuer le besoin de manger, par la raison que le
corps, dans cet état, perd moins de chaleur, se refroidit
moins vite et qu'alors la réparation nécessaire par les aliments devient moindre. Si nous allions nus comme les sauvages ou que nous fussions à la pêche et à la chasse, exposés
au froid glacial des régions polaires, notre estomac supporte-
rait, sans en être incommodé, les mêmes quantités d'eau-de-
vie, d'huile de poisson que nous voyons prendre aux habitants de ces contrées. Cela n'a rien qui puisse nous étonner :
le carbone et l'hydrogène de ces aliments serviraient à mettre
notre corps en équilibre de température avec l'atmosphère.

« L'Anglais voit avec regret son appétit, qui lui procure
des jouissances sans cesse renouvelées, se perdre dans la
Jamaïque, et ce n'est qu'à force d'excitants énergiques, avec
du poivre de Cayenne, par exemple, qu'il réussit à y prendre
la même quantité de nourriture que dans son pays. » (Liebig.)

Puisque la quantité de nourriture qu'il est nécessaire d'absorber pour entretenir la vie est moindre dans les pays chauds que dans les contrées froides, il en résulte logiquement qu'une personne ayant l'estomac faible se trouvera bien de vivre dans un pays chaud.

Elle n'aura pas besoin d'exiger de son estomac un bien grand travail.

Toutes les causes de refroidissement du corps doivent être compensées par une dépense d'aliments : la promenade au grand air, la natation, etc., font perdre au corps une grande quantité de chaleur et donnent par suite de l'appétit.

Le rôle des aliments organiques est donc important et complexe : ces aliments servent à l'édification et à l'entretien des muscles et des tissus organiques, et ils fournissent, par leur combustion dans l'organisme, la chaleur nécessaire au maintien de notre température et à la production de notre force musculaire.

LES RATIONS ALIMENTAIRES

On donne le nom de *ration alimentaire* à la dose de nourriture qu'il est nécessaire de donner *journellement* à l'homme pour l'entretenir en état de santé[1].

Cette dose varie, bien entendu, suivant une foule de circonstances, mais notamment suivant l'âge de l'individu, suivant son travail, suivant la contrée qu'il habite, etc. C'est une étude fort intéressante que de chercher à chiffrer aussi exactement que possible les besoins de l'homme dans les diverses périodes de sa vie, et d'établir, par exemple :

La ration alimentaire de		
	L'enfant jusqu'à un an et demi.............	Ration de développement.
	L'enfant de 7 à 15 ans.	Ration d'accroissement.
	L'homme adulte........ La femme adulte	Ration d'entretien.
	L'homme fournissant un travail...............	Ration de travail.

1. Nous ne traitons ici que l'alimentation en général, et surtout de l'alimentation des adultes. Pour ce qui concerne l'alimentation des enfants, voir dans notre collection « l'Allaitement », par le Dr Polak.

Nous avons dit qu'on pourrait comparer l'homme à une machine dans laquelle les aliments jouent le rôle de la houille. Il y a, en effet, une analogie absolue, quant à l'origine de la chaleur, chez l'homme et dans la machine. Dans l'un et dans l'autre cas, c'est la combustion du carbone et de l'hydrogène brûlant dans l'oxygène de l'air, qui produisent la chaleur. Dans les deux cas, cette combustion produit de l'acide carbonique et de la vapeur d'eau. La nature du combustible diffère seule.

En réalité, nos véritables aliments, ceux qui nous donnent la chaleur et, par suite, la vie, sont le carbone et l'hydrogène. Mais ces aliments ne sauraient nous convenir sous une forme synthétique. Nous aurions beau avaler du charbon, ce combustible traverserait simplement notre corps sans y brûler, et l'hydrogène, ce gaz subtil dont la flamme répand tant de chaleur, n'est pour nous qu'un corps inerte capable de nous asphyxier et non de nous faire vivre.

Donc, s'il faut absolument du carbone et de l'hydrogène pour entretenir la chaleur et la vie, nous ne pouvons nous adresser directement à ces éléments, mais seulement à des matières qui nous les apportent sous une forme qui convient à notre machine.

Ce sont les végétaux, nos intermédiaires naturels et forcés entre la nature inerte et nous, qui produisent notre combustible. Ils puisent le carbone et l'hydrogène dans la nature minérale où ils trouvent ces deux éléments sous leur forme la plus simple : sous la forme d'acide carbonique pour le charbon et sous la forme d'eau pour l'hydrogène.

Ces végétaux fabriquent alors de toutes pièces, et en partant de ces éléments simples, les substances complexes qui seules pourront servir comme combustible humain.

Ces substances se ramènent comme nous l'avons dit à trois types :

La *graisse.*

L'*amidon* ou *fécule.*

Le *sucre.*

En examinant de plus près ces trois groupes d'aliments, on voit qu'on peut les ramener à deux seuls types ; l'amidon et le sucre présentant, quant à leur composition chimique et à leur combustion dans l'organisme, une grande similitude.

Il ne reste donc à considérer en somme que deux types d'aliments : l'amidon et la graisse. Ce sont ces aliments qui ont été nommés par Liebig aliments *calorifiques*, en raison même du rôle qu'ils sont appelés à jouer dans notre organisme.

L'amidon et la graisse n'apportent pas dans la combustion organique les mêmes éléments calorifiques, ce qui s'explique par la différence de constitution de ces deux substances.

En effet, si toutes deux ne contiennent que trois corps (du carbone, de l'hydrogène et de l'oxygène), elles ne les renferment pas dans la même proportion : la graisse est bien plus pauvre en oxygène que l'amidon, et elle est bien plus riche en carbone et en hydrogène que lui, ainsi que le montre ce tableau :

GRAISSE		AMIDON	
FORMULE CHIMIQUE ?		FORMULE CHIMIQUE	
$C^{57}H^{104}O^{6}$		$C^{6}H^{10}O^{5}$	
	Composition centésimale.		Composition centésimale.
Carbone................	76,85	Carbone................	44,45
Hydrogène	12,13	Hydrogène	6,17
Oxygène................	11,02	Oxygène................	49,38
	100,00		100,00

Dans l'amidon, l'hydrogène et l'oxygène se trouvent réunis dans la proportion où ces éléments existent dans l'eau; c'est ce qui a fait donner à l'amidon et aux corps analogues, tels que les sucres, le nom d'*hydrate de carbone*. Cela nous montre de suite que l'amidon n'apportera à la combustion vitale que du carbone.

La graisse, au contraire, apportera non seulement du carbone mais encore de l'hydrogène.

En examinant attentivement la composition chimique de la graisse et de l'amidon, on voit que la première substance contenant beaucoup plus de carbone et d'hydrogène, devra donner beaucoup plus de chaleur que la seconde pour sa combustion : c'est en effet ce qui arrive ; la graisse en brûlant donne environ deux fois et demie plus de chaleur que l'amidon; c'est donc un combustible ou un aliment deux fois et demie plus riche, c'est ce que prouve non seulement la théorie, mais aussi la pratique. Nous avons groupé dans le tableau suivant les résultats de la combustion organique de 100 grammmes de graisse et d'amidon :

<table>
<tr><td rowspan="6">100
grammes
de
graisse</td><td>Exigent pour leur combustion.....................</td><td>289 gr. 1/2 d'oxygène.</td></tr>
<tr><td rowspan="4">et produisent..............</td><td>986 calories ou</td></tr>
<tr><td>491.100 kilogrammètres.</td></tr>
<tr><td>106 gr. d'eau.</td></tr>
<tr><td>283 gr. d'acide carbonique.</td></tr>
<tr><td></td></tr>
</table>

100 grammes d'amidon	Exigent pour leur combustion....................	118 gr. d'oxygène.
	et produisent..............	438 calories ou
		485.900 kilogrammètres.
		55 gr. 1/2 d'eau.
		163 gr. d'acide carbonique.

Nous avons ainsi une connaissance exacte des aliments considérés comme combustibles humains. Nous savons de quelle manière ils sont composés et quelle est la quantité de chaleur qu'ils donnent par leur combustion.

Reportons-nous maintenant à ce que nous avons dit précédemment : Un homme adulte, d'un poids moyen de 65 kilogrammes, utilise par jour 2,500 calories environ. Si nous nous reportons aux chiffres que nous avons donnés, nous voyons que ces 2,500 calories correspondent environ à la combustion de 10 grammes d'hydrogène et de 274 grammes de carbone :

274 grammes de carbone donnent par leur combustion	2,214 calories.
10 grammes d'hydrogène donnent par leur combustion	325 —
Total.............	2,559 calories.

Ces 274 grammes de carbone et ces 10 grammes d'hydrogène correspondent à un mélange de 96 grammes de graisse (oléïne) et de 449 grammes d'amidon. En effet, ces deux aliments donnent les proportions suivantes d'éléments :

96 grammes de graisse......	10 grammes d'hydrogène combustible.
	74 grammes de carbone combustible.
449 grammes d'amidon......	200 grammes de carbone combustible.
Total......	274 grammes de carbone.
	10 grammes d'hydrogène.

faut 810 grammes d'oxygène pour comburer un mélange

de 96 grammes de graisse et de 449 grammes d'amidon et on obtient comme produits de la combustion 350 grammes d'eau et 1,004 grammes d'acide carbonique :

	Oxygène nécessaire à la combustion.	Eau produite.	Acide carbonique produit.
96 grammes de graisse.....	277 gr.	101^{gr},7	271 gr.
449 grammes d'amidon......	533 gr.	249^{gr}	733 gr
Total........	0^k,810 gr.	0,350^{gr},7	1^k,004 gr.

Il est évident que la quantité relative des deux combustibles graisse et amidon peut varier tout en donnant un mélange dont la chaleur de combustion reste la même.

De même qu'on peut alimenter le foyer d'une chaudière avec des houilles grasses ou maigres, avec de l'anthracite, avec du bois, etc., on peut alimenter le foyer de l'organisme humain avec des aliments de nature différente, gras ou maigres, à la seule condition que dans tous les cas ce combustible donne la quantité de chaleur convenable.

La machine humaine s'use avec rapidité. Les tissus n'ont pas la résistance du fer de nos moteurs industriels, ils se désagrègent lentement, donnant des résidus chimiques chaque jour. Il faut remplacer au fur et à mesure ces muscles usés, sans quoi le corps s'amoindrit rapidement et la mort vient vite. Or, la machine humaine est formée en majeure partie de fibrine, l'une des nombreuses variétés de l'albumine. Il faut donc remplacer cette fibrine au fur et à mesure qu'elle s'en va. De là, nécessité de joindre aux aliments calorifiques qui ne renferment pas d'azote, des aliments que Liebig a appelés *aliments plastiques*, et qui eux sont *au contraire azotés*. C'est encore la plante qui se charge de nous élaborer cette albumine ; et elle emprunte ses quatre éléments (carbone, hydrogène, oxygène et azote) à la nature minérale.

La ration moyenne d'azote nécessaire à l'homme est de 16 grammes qui sont contenus dans 100 grammes d'albumine ou d'une substance de la même famille.

En résumé, il faut journellement fournir à la machine humaine :

Des *aliments calorifiques* pour soutenir la chaleur ;

Des *aliments plastiques* pour réparer l'*usure des tissus* ;

De l'*oxygène* pour comburer ces aliments ;

Et enfin de l'*eau* pour véhiculer ces produits et les dissoudre.

Ces différents produits peuvent se chiffrer ainsi pour 24 heures :

Le *combustible,* formé de : 449 grammes d'amidon
et : 96 — de graisse.
Ce qui correspond à : 274 — de carbone
et 10 — d'hydrogène.

Le *tissu,* soit 100 grammes d'albumine contenant 16 grammes d'azote.

L'*oxygène*, $0^k,862$, soit 610 litres, soit environ 2,905 litres d'air.

L'*eau*, environ 2 lit. 350 dont 1 lit. 300, sous forme de boissons et le restant contenu dans les aliments.

D'après les recherches de l'école physiologique de Munich consignées dans les travaux très complets et très documentés du docteur J. Konig, voici comment on peut chiffrer la ration nutritive théorique des enfants, des adolescents et des adultes :

Rations nutritives minima pour vingt-quatre heures.

	Substances azotées.	Graisses.	Hydrates de carbone.	Rapport des substances non azotées aux substances azotées.
	gr.	gr.	gr.	
Enfants jusqu'à l'âge de un an et demi	20 à 30	30 à 35	60 à 90	5.5
Enfants de 6 15 ans	70 à 80	37 à 50	250 à 400	5.4 à 6.5
Adolescents (sexe masculin) pour un travail moyen.	118	56	500	5 4
Adolescents (sexe féminin) —	92	44	400	5 5
Adultes (sexe masculin)......................	100	68	350	5.2
Adultes (sexe féminin)	80	50	260	4 8

Tels sont les chiffres bruts qu'il est intéressant d'examiner de plus près. Deux choses surtout sont utiles à connaître :

Quelle est sur cette somme totale de substances nutritives la part réellement utilisée, c'est-à-dire la part digérée? Et quelle est la proportion relative de ces substances, et notamment des substances azotées qui incombe aux aliments d'origine animale et végétale?

La digestibilité des diverses substances alimentaires, variable suivant les tempéraments individuels, n'a pas été suffisamment étudiée pour qu'on puisse lui assigner des limites bien définies. Cependant, on a des données assez nettes sur un certain nombre de substances et nous les ferons connaître par la suite. On peut, en général, admettre que, chez les enfants, avec une nourriture surtout animale, il y a de 3 à 6 0/0 (en moyenne 5 0/0) de non digéré et que chez les adolescents, avec une nourriture plus végétale, il y a un résidu non digéré de 7 à 12 0/0 (en moyenne 10 0/0).

En poursuivant l'étude de ces questions, nous verrons que les substances azotées de nos divers aliments ne sont pas toutes digérées dans la même proportion. La quantité digérée est beaucoup plus importante pour les aliments d'origine animale que pour ceux d'origine végétale. On digère 97 0/0 de l'albumine de la viande et 75 0/0 seulement de celle de la pomme de terre. On trouve aussi des différences importantes dans la digestibilité des graisses; on digère 95 0/0 du beurre contenu dans le lait ou dans les œufs, et 80 0/0 seulement de la graisse qui accompagne la viande.

Toutes ces considérations doivent entrer en ligne de compte quand on cherche à établir la composition des *Régimes alimentaires*.

Après l'exposé de la théorie de l'alimentation qui indique exactement quelle est la quantité d'aliments nécessaires pour entretenir le corps humain dans son état normal, il n'est pas sans intérêt de voir un peu comment les hommes mangent en réalité. Tous les gens qui vivent dans des conditions semblables et qui produisent à peu près le même travail devraient manger à peu près la même quantité d'aliments. Et cependant tout le monde sait qu'il n'en est pas ainsi; qu'il y a de petits mangeurs qui paraissent se nourrir de l'air du temps et, par contre, des personnes douées d'un tel appétit qu'on se demande comment elles peuvent absorber tant d'aliments, sans en être incommodées.

Si on ouvre l'histoire, on y trouve fréquemment mentionnés des festins dont la variété et l'abondance font supposer que la sobriété ne fut pas souvent une des plus grandes vertus des nations. La frugalité des Spartiates ne trouve pas grands imitateurs si on en juge par cette description d'un repas de cérémonie :

« On nous présenta d'abord plusieurs espèces de coquillages : les uns tels qu'ils sortent de la mer; d'autres cuits sous la cendre ou frits dans la poêle, la plupart assaisonnés de poivre et de cumin. On servit en même temps des œufs frais soit de poule, soit de paon ; ces derniers sont les plus estimés : des andouilles, des pieds de cochon, un foie de sanglier, une tête d'agneau, de la fraise de veau, le ventre d'une truie, assaisonné de cumin, de vinaigre et de silphium; des petits oiseaux sur lesquels on jeta une sauce toute chaude, composée de fromage râpé, d'huile et de silphium. On donna au second service ce qu'on trouve de plus exquis en gibier, en volaille et surtout en poissons. Des fruits composèrent le troisième service... »

« Les Romains, dit Husson, mangeaient plusieurs fois par jour, mais le vrai, l'unique repas, celui où l'on mangeait de la viande, était le souper que l'on désignait sous le nom de *cœna recta.*

« Il se composait de trois services et quelquefois de six, c'est-à-dire de trois petits soupers à la suite les uns des autres.

« Chez les gens sobres, on commençait par manger des œufs ou des laitues, des olives, des figues, quelques fruits, quelques mets légers pour se mettre en appétit; aussi ce premier service était-il appelé *gustatio.*

« Au deuxième service brillait tout l'art des cuisiniers : on servait des ragoûts en grand nombre, parmi lesquels était toujours un morceau de veau rôti.

« Au troisième service, qui n'était réellement que la continuation du deuxième, puisqu'on le désignait sous le nom de second service, c'étaient des confitures, du miel ou de la graine de pavot rôtie, assaisonnée dans du miel, des pâtisseries, des fruits servis dans de larges corbeilles de jonc et quelquefois de baguettes d'or tressées comme du jonc. Ces mets étaient désignés sous le nom de *bellaria* et avec eux arrivaient aussi les parfums. »

Les Gaulois donnèrent de grands festins, et l'un des plus célèbres fut celui de Luer, roi des Arvernes, qui, pour recevoir ses nombreux convives, fit clore un terrain d'environ deux mille mètres carrés et creuser d'immenses citernes remplies de vin, de bière et d'hydromel.

« Autour d'une table basse, dit le célèbre voyageur Posidonius, on trouve disposées par ordre des bottes de foin ou de paille; ce sont les sièges des convives. Les mets consistaient d'habitude en un peu de pain et beaucoup de viande bouillie, grillée ou rôtie à la broche, le tout servi proprement dans des plats de terre ou de bois chez les pauvres, d'argent ou de cuivre chez les riches. Quand le service est prêt, chacun fait choix de quelque membre entier de l'animal, le saisit à deux mains et mange en mordant avidement; on dirait un repas de lions. Si le morceau est trop dur, on le dépèce avec un petit couteau dont la gaine est attachée au fourreau du sabre. On boit à la ronde dans un vase en terre ou en métal, que les serviteurs font circuler; on boit peu à la fois, mais en y revenant fréquemment; les riches ont du vin d'Italie ou de Gaule qu'ils prennent pur ou légèrement trempé d'eau; les boissons des pauvres sont la bière et l'hydromel. »

Dans la première période de l'histoire de France, il est également fait mention de festins plus ou moins pantagruéliques. Charlemagne, qui était sobre en comparaison de ses sujets, établit en France les premières lois somptuaires. A la fin du XIIe siècle, le luxe étant effréné, le concile du Mans publia de nouvelles lois somptuaires, dans lesquelles, entre autres, le luxe de la table était réglementé.

Au XIIIe siècle, la cuisine avait son importance et, dans une ordonnance de 1261, on voit que Louis IX avait cinq queux, quatre hasteurs, quatre marmitons, deux sauciers, un poulailler et un pâtissier pour le service de sa table.

Au XVIIe siècle, l'art culinaire eut d'autant plus d'éclat que le Roi-Soleil fut le premier gourmand de son époque. « Très souvent il lui arrivait d'engloutir quatre assiettes de différentes soupes, un faisan entier, une perdrix, une grande assiette pleine de salade, du mouton coupé dans son jus avec de l'ail, deux bons morceaux de jambon, une assiette pleine de pâtisseries, des fruits et des confitures. Aussi, après ses repas, restait-il longtemps la bouche ouverte, et cet appétit vorace, presque toujours satisfait, lui donnait une réplétion qu'il fallait combattre par précaution ou par nécessité. » (Husson.) N'avait-il pas aussi la pièce de *défaillance* et qui se composait d'une demi-volaille froide et d'une bouteille de vin placée sur sa table d'alcôve.

Pour Napoléon, les affaires passaient avant le plaisir de la table. « Cet homme, dit Monselet, traversait un repas comme un champ de bataille, sans s'y arrêter. On le voyait piquer avec sa fourchette à tort et à travers et se servir ainsi lui-même sans demander ni attendre. Au bout de quinze à vingt minutes de cette gymnastique, il avait dîné. » Napoléon disait gaiement aux nobles étrangers qui visitaient sa cour : « Voulez-vous dîner comme un soldat, dînez chez moi ; si vous voulez dîner comme un roi, allez dîner chez le prince archi-chancelier ; si vous voulez dîner comme un gueux, allez dîner chez le prince archi-trésorier. »

Avec Louis XVIII, revinrent les mœurs gourmandes. Ce roi, doué d'un bel appétit, mangeait beaucoup et bon. Il lui fallait, dit-on, pour son déjeuner jusqu'à douze côtelettes, dont il ne mangeait que la noix.

Si donc, il y a des personnes douées d'un faible appétit qui utilisent bien les aliments et par conséquent en ont besoin, de peu, il y en a d'autres qui en dévorent plus que leur compte. De même qu'il y a des machines dans lesquelles l'usure de combustible est très faible et d'autres qui consomment d'énormes quantités de houille.

LES RÉGIMES ALIMENTAIRES

Nous nous sommes efforcés d'établir aussi exactement que possible quelle devait être la ration alimentaire de l'homme, c'est-à-dire la quantité d'éléments nutritifs qu'il doit absorber journellement pour réparer les pertes de l'organisme et entretenir celui-ci dans l'état d'équilibre parfait qu'on appelle *la santé*.

Nous avons vu, par exemple, qu'il fallait à un homme adulte une moyenne de 350 grammes d'hydrate de carbone, 68 grammes de graisse et 100 grammes d'albumine.

. Donc, en théorie, un homme qui absorberait par jour 350 grammes d'amidon, 68 grammes d'oléine et 100 grammes d'albumine, devrait s'en trouver à merveille.

Supposez cependant que nous préparions une pâte avec ces substances délayées dans un peu d'eau, nous aurions là un aliment parfait en théorie mais qui serait loin de l'être en pratique.

Pourquoi donc cela?

C'est qu'il ne suffit pas que l'aliment soit parfait, mais aussi qu'il nous plaise. Il ne suffit pas qu'il soit approprié à nos besoins internes, mais aussi qu'il convienne à nos sens. Avant d'être bon et réparateur, il faut qu'il soit appétissant.

Et d'ailleurs, la nature nous présente-t-elle les éléments nutritifs qui nous sont nécessaires sous leur forme pure, sous leur état chimique bien défini? Pas du tout; elle nous offre dans les fruits, les légumes, les viandes, dans tous les produits du régne végétal et animal, des substances où se trouvent généralement réunis tous ces éléments nutritifs, mais dans des proportions absolues et relatives qui varient à l'infini !

C'est parmi ces aliments naturels qu'il faut faire notre choix, et, alors, nous sommes guidés par quelques considérations dont les principales sont le prix et les préférences personnelles pour tel ou tel aliment. Mais on ne doit pas se laisser guider uniquement par ces dernières et il ne faut pas oublier que la nature des aliments doit être appropriée à l'âge, au sexe, à la constitution, au climat, au genre du travail. Ce qui convient à un terrassier ne saurait faire l'affaire d'un calculateur. Il faut au premier une nourriture solide en rapport avec son travail et au second, une nourriture légère, facilement digeste. En matière d'alimentation, l'influence du physique sur le moral est considérable. Tel aliment rend lourd, somnolent, impropre à la pensée; tel autre active les facultés du cerveau.

« Il est certain, dit Liebig, que trois personnes dont l'une s'est rassasiée de bœuf et de pain, l'autre de pain et de fromage ou de morue, la troisième de pommes de terre considèrent chacune à des points de vue bien différents, une difficulté qui vient de se présenter à elles. »

« Voyez l'Irlande? L'Angleterre régnerait-elle paisiblement sur ce peuple en détresse si la pomme de terre, presque seule, n'aidait celle-ci à prolonger sa lamentable agonie?

Et au delà des mers, quarante millions d'Indous obéiraient

ils à quelques milliers d'Anglais s'ils se nourrissaient comme eux ? Les Brahmes, comme autrefois Pythagore, avaient voulu adoucir les mœurs ; ils y ont réussi, mais en énervant les hommes. » (Geoffroy Saint-Hilaire.)

Le choix des aliments n'influe pas seul, mais aussi la manière de les préparer. Les ressources de l'art culinaire sont nombreuses et permettent dans bien des cas de modifier heureuement les qualités des aliments. Elles réussissent à rendre appétissantes, légères, digestes et bonnes des substances qui, dans leur état naturel, n'ont quelquefois aucune de ces qualités. Aussi, des esprits éminents n'ont-ils pas craint de lui rendre publiquement justice. Témoin Liebig qui en parle en ces termes :

« Parmi les arts auxquels se livrent les hommes, il n'en est pas de plus universellement apprécié que l'art de la préparation des aliments ; guidé par un instinct sûr, presque raisonné, et par le goût, ce gardien de la santé, le cuisinier expérimenté acquiert sur le choix et la préparation des aliments, sur la manière de les combiner, de les distribuer dans les repas, des notions supérieures à tout ce que la chimie et la physiologie ont su produire en matière de nutrition. Par le potage et les jus de viande, il invite le suc gastrique ; par le fromage qui clôt le repas il appuie l'effet dissolvant de l'épithélium de l'estomac. Une table garnie de mets convenablement apprêtés ressemble à une machine dont les différentes parties se rejoignent avec harmonie et sont disposées de manière à produire un maximum d'effet lorsqu'elles sont mises en mouvement. Le cuisinier véritablement artiste accompagne dans une juste mesure les matières plastiques propres à la sanguification, des substances qui sont les intermédiaires de la solution des aliments et de la production du sang ; il évite toute excitation inutile qui ne trouve pas à se compenser, il a de la sollicitude pour l'enfant, pour le vieillard et sait faire la part de chaque sexe. » Mais ce n'est pas encore tout que le choix judicieux des aliments, suivant toutes les conditions du travail, de l'âge, du climat, etc. que leur préparation culinaire appropriée, il faut encore répartir convenablement cette nourriture.

L'homme sauvage cueille les fruits dont l'aspect, l'odeur, la saveur lui paraissent engageants ; il mange la chair des

animaux qui apaisent sa faim. Il n'a pour régler son alimentation que deux sensations qui sont en quelque sorte son
régulateur : l'appétit et la satiété. Il mange quand il a faim et
à sa faim sans s'inquiéter de la quantité de chacun des
aliments nutritifs qu'il a absorbés dans sa journée.

Plus l'homme avance en civilisation, et plus il se règle
dans le choix de ses aliments ; il estime alors qu'il convient
de faire une association judicieuse des végétaux et des viandes
et de répartir la nourriture à certains intervalles aussi réguliers
que possible. La régularité des repas, leur espacement bien
ménagé sont d'excellentes conditions de santé. On demande
ainsi à l'estomac un travail toujours pareil, jamais excessif.

Nous pouvons maintenant résumer les conditions dont on
doit tenir compte quand on veut établir le *régime alimentaire :*

1. Détermination des *besoins réels du corps* suivant l'âge, le sexe,
la constitution, le climat.

2.   Qualité
- Pouvoir nutritif
· Propriétés appétissantes ⎞ des aliments.
Digestibilité   ⎟
Prix   ⎠

3. Association judicieuse des aliments pour exciter l'appétit, digérer facilement.

4. Traitement culinaire appropriant le mieux possible les aliments

5. Distribution convenable des repas de chaque jour.

C'est par l'observation de ces règles qu'on peut arriver à
améliorer les conditions physiques de l'existence et c'est un
tort de croire qu'il n'y a pas d'intérêt à en tenir compte. On a
beaucoup de tendance à considérer comme des esprits étroits
et terre à terre ceux qui prêchent en faveur de l'alimentation.
On ne veut souvent pas admettre qu'il y a là matière à une
science et à une science des plus utiles, puisque c'est celle de
la vie elle-même. L'alimentation est le chapitre le plus
important de l'hygiène, et l'hygiène devrait être la première
préoccupation de tout le monde. Pour bien travailler, il faut
bien se porter et pour bien se porter, il faut bien se nourrir.
C'est un enchaînement fatal et logique. Aussi tout progrès
dans l'alimentation doit-il porter ses fruits et toute amélio-
ration, si petite qu'elle soit, obtenue dans cette voie, est-elle
digne de figurer en lettres d'or au grand livre de l'humanité.

TABLE DES MATIÈRES

Imp. A. Burdin et Cie. Angers.

BIBLIOTHÈQUE SCIENTIFIQUE DES ÉCOLES ET DES FAMILLES

CONDITIONS DE VENTE

CHEZ TOUS LES LIBRAIRES
MARCHANDS DE JOURNAUX
ET DANS LES GARES
LE VOLUME : 15 CENTIMES

Franco par la poste en s'adressant à
M. Henri GAUTIER, Éditeur,
55, quai des Grands-Augustins, Paris
Un volume : 20 centimes;
2 vol., 35 centimes; 25 vol., 4 francs.

VOLUMES EN VENTE

1. **La Photographie**, les appareils et leur usage, par A. et L. Lumière.
2. **Les Fourmis**, par H. Mercereau.
3. **Les Travaux de M. Pasteur**, par Gustave Philippon.
4. **Les Parfums**, par H. Coupin.
5. **Neige et Glaciers**, par C. Velain.
6. **Lavoisier, sa vie, ses travaux**, par H. Mercereau.
7. **Les Ballons**, par Capazza.
8. **Sucres, Sucrerie et Raffinerie**, par A. Hébert.
9. **Les Animaux travailleurs**, par Victor Meunier.
10. **Les Plantes vénéneuses**, par L. Duclos.
11. **La Soie, soie naturelle, soie artificielle**, par H. Mercereau.
12. **Les Impôts sous l'ancien Régime**, par L. Prévaudeau.
13. **La Photographie, développement et tirage**, par A. et L. Lumière.
14. **Le Collectionneur d'insectes**, par Henri Coupin.
15. **L'Éclairage électrique**, par E. Dumont.
16. **L'Industrie de l'alcool**, par A. Hébert.
17. **Les Microbes de l'air**, par R. Cambier.
18. **La Fièvre, théories anciennes et modernes**, par le Dr Gabban de Balzan.
19. **Le Diamant**, par H. Mercereau.
20. **La Céramique et la Verrerie à travers les âges**, par Ch. Quillard.
21. **Hygiène du Chauffage et de l'Éclairage**, par N. Gréhant.
22. **Les Impôts depuis la Révolution**, par L. Prévaudeau.
23. **Les Pierres tombées du ciel**, par Stanislas Meunier, prof. au Muséum.
24. **Le Soleil**, par Charles Martin.
25. **Le Croup**, par le Dr Lesage.
26. **Les Travaux d'Édison**, par E. Dumont.
27. **Les Voitures sans chevaux**, par E. Dumont.
28. **Îles et Récifs madréporiques**, par Edmond Perrier, de l'Institut.
29. **La Chimie de la table**, par X. Rocques, expert-chimiste.
30. **L'Or**, par H. Mercereau.
31. **La Poste aérienne à travers les âges**, par Ch. Sibillot.
32. **Les Étoiles**, par Ch. Martin.
33. **Le Surmenage moderne et la Neurasthénie**, par le docteur Azygos.
34. **Le Fer**, par R. Jagnaux.
35. **L'Allaitement**, par le docteur Porak.
36. **Les Eaux de table**, par le Dr Laumonier.
37. **Les Engrais chimiques**, par E. Roux.
38. **Les Vers parasites de l'homme**, par Chatin.
39. **Le Vin**, par A. Hébert.
40. **Le Pigeon messager et ses applications**, par Ch. Sibillot.
41. **Les Cyclones**, par L. Besson.
42. **L'Hygiène de la Table**, par X. Rocques.
43. **Cyclisme et Cyclistes**, par H. de Graffigny.
44. **Le Ciel**, par Charles Martin.
45. **Les Éléments de la Céramique et de la Verrerie**, par Ch. Quillard.
46. **Les Tremblements de Terre**, par Victor Meunier.
47. **Les Pierres précieuses**, par P. Gaubert.
48. **L'Hygiène de l'Habitation**, par le Dr Laumonier.
49. **La Navigation à voiles et à vapeur**, par Michel-Jules Verne.
50. **Perles et Pêcheries**, par H. Mercereau.
51. **Les Cures d'Eaux, *Vichy et Stations similaires***, par le Dr J. Laumonier.
52. **Les Bains de Mer**, par le Dr J. Laumonier.
53. **Un Fléau social, l'Alcoolisme**, par le Dr Legrain.
54. **La Planète Mars**, par C. Flammarion.
55. **Maladies et Moyens de Défense**, par le Dr A. Demmler.
56. **Le Sel**, par M. Absandaux.
57. **Les Rayons X**, par Paul Philippon.
58. **Le Cuir**, par M. Lamay.
59. **Les Continents disparus**, par H. Guère.
60. **L'Alimentation des Plantes, leur nourriture**, par E. Roux.
61. **La Photographie positive sur verre et les projections lumineuses**, par G. Philippon.
62. **Les Poisons minéraux**, par E. Tassilly.
63. **La Mécanique du Cœur**, par Ch. Contejean.
64. **La Race bovine**, par M. Broccei.
65. **Le Fond de la mer**, par J. Girard.
66. **La Culture Maraîchère**, par E.-A. Spoll.
67. **La Mosaïque**, par E. Laurencin.
68. **Les Habitants des Mers anciennes**, par E. Guère.
69. **La Peste**, par le Dr Laumonier.
70. **La Bière**, par A. Hébert.
71. **Le Sang**, par le Dr Azygos.
72. **Les Poules**, par E.-A. Spoll.
73. **Traitement de la Phtisie pulmonaire**, par le docteur Leray.
74. **Les Volcans**, par Ch. Martin.
75. **La Vigne, *Sa culture, Ses maladies***, par E.-A. Spoll.
76. **Les Remèdes nouveaux**, par L. Duclos.
77. **La Galvanoplastie**, par H. Mercereau.
78. **La Fabrication des Poteries**, par Ch. Quillard.
79. **La Photographie positive sur verre et les projections**, par G. Philippon.
80. **Les Abeilles**, par Ch. Martin.
81. **Les Poisons organiques**, par Eugène Tassilly.
82. **Le Soufre et l'acide sulfurique**, par H. Absandaux.
83. **Les Nids**, par Charles Martin.